Ines Naceur

Doença de Niemann-Pick tipo B em adultos: um desafio diagnóstico

Ines Naceur

Doença de Niemann-Pick tipo B em adultos: um desafio diagnóstico

ScienciaScripts

Imprint

Any brand names and product names mentioned in this book are subject to trademark, brand or patent protection and are trademarks or registered trademarks of their respective holders. The use of brand names, product names, common names, trade names, product descriptions etc. even without a particular marking in this work is in no way to be construed to mean that such names may be regarded as unrestricted in respect of trademark and brand protection legislation and could thus be used by anyone.

Cover image: www.ingimage.com

This book is a translation from the original published under ISBN 978-620-6-72361-5.

Publisher:
Sciencia Scripts
is a trademark of
Dodo Books Indian Ocean Ltd. and OmniScriptum S.R.L publishing group

120 High Road, East Finchley, London, N2 9ED, United Kingdom
Str. Armeneasca 28/1, office 1, Chisinau MD-2012, Republic of Moldova, Europe
Printed at: see last page
ISBN: 978-620-8-16112-5

DOENÇA DE NIEMANN-PICK TIPO B EM ADULTOS DE IDADE AVANÇADA: UM DESAFIO DIAGNÓSTICO

DR INES NACEUR

SESSÕES DE ASSINATURA

2

Dedico este trabalho a todos os meus entes queridos: a minha família, os meus amigos e os meus colegas...

PLANO

3

RESUMO

A doença de Niemann-Pick tipo B (NP-B) ou deficiência de esfingomielinase ácida (DSMA) é uma doença autossómica recessiva de armazenamento lisossómico causada por uma mutação no gene da esfingomielina fosfodiesterase 1 (SMPD1). A SMPD é responsável por uma acumulação de esfingomielina nos lisossomas e por anomalias nos constituintes lipídicos das membranas celulares.

Clinicamente, existem três entidades secundárias à DSMA: a doença de Niemann-Pick tipo A (NP-A), que é uma forma neurovisceral precoce; a doença de Niemann-Pick tipo B, que é uma forma visceral crónica; e a doença de Niemann-Pick tipo A/B (NP-A/B), que é uma forma neurovisceral crónica. A doença NP-A caracteriza-se por lesões viscerais e neurodegenerativas graves, progressivas e fatais nos primeiros três anos de vida. Nas formas B, não há envolvimento neurológico e a idade de início é muito variável, sendo possível o início na idade adulta.

O quadro clínico combina frequentemente hepatoesplenomegalia quase constante, doença pulmonar intersticial (geralmente assintomática ou manifestada por infecções pulmonares recorrentes), dores articulares, diarreia e atraso no crescimento e na puberdade.

O curso da doença é bastante heterogéneo, com fenótipos variáveis, tendo sido descritas formas intermédias.

A heterogeneidade das manifestações sistémicas e o início por vezes tardio da doença são as principais razões para um diagnóstico errado na idade adulta.

INTRODUÇÃO

As doenças de depósito lisossómico (DDL) representam um grande número (>50) de doenças metabólicas hereditárias (DMI). Estas doenças raras ou mesmo excepcionais estão ligadas a uma perturbação do catabolismo de moléculas complexas, que se acumulam progressivamente em vários tecidos (1). As anomalias bioquímicas responsáveis podem ser uma deficiência de uma enzima lisossomal, uma deficiência da proteína activadora ou de um cofator de uma enzima lisossomal, uma deficiência de uma proteína que estabiliza um complexo enzimático lisossomal, um defeito na maturação extra-lisossomal da enzima ou uma deficiência de um transportador de membrana lisossomal (2). A deficiência de esfingomielinase ácida (ASMD) ou doença de Niemann-Pick (NP) é uma doença de sobrecarga lisossómica, secundária, como o seu nome sugere, a uma deficiência enzimática na esfingomielinase ácida (ASM) (3). Trata-se de uma doença autossómica recessiva. Existem três formas de DSMA: a forma neurovisceral infantil ou doença de Niemann-Pick tipo A (NP-A), a forma visceral crónica ou doença de Niemann-Pick tipo B (NP-B) e a forma neurovisceral crónica ou doença de Niemann-

Pick tipo A/B (NP-A/B). A doença de Niemann-Pick de tipo C, que se deve a uma anomalia no tráfico de lípidos intracelulares, não está, portanto, incluída no grupo DSMA. A doença NP-A é a forma mais rara e mais grave, com uma incidência inferior a 1/10.000 e manifestações neurovegetativas e viscerais graves. Esta forma manifesta-se frequentemente na primeira infância, com um curso fatal nos primeiros três anos de vida (4).

A doença NP-B ou DSMA-B é uma forma visceral crónica, mais comum do que o tipo A, afectando cerca de uma em cada 500 000 pessoas, e é frequentemente menos grave (5,6).

Os sintomas são variados: pulmonares, hepáticos, esplénicos, digestivos, articulares e ósseos, sem envolvimento neurológico, exceto nas formas intermédias A/B (forma neurovisceral crónica) (3,6). O envolvimento pulmonar é frequentemente assintomático e pode ser revelado por infecções pulmonares, dispneia ou crepitações à auscultação (7,8).

O sinal mais comum é a hepatoesplenomegalia, com um risco de progressão da lesão hepática para insuficiência hepatocelular e cirrose (9). A insuficiência hepática e a insuficiência respiratória são as duas principais causas de morte nesta doença (10). A idade de início da doença é muito variável. Geralmente diagnosticada na infância, pode ser descoberta na idade adulta (1114).

A confirmação do diagnóstico é inicialmente conseguida através da medição da atividade da enzima SMA, cujo nível residual não confirma o tipo. O teste genético para detetar uma mutação no gene SMPD1 é o método de referência para a confirmação do diagnóstico (15).

A variabilidade da apresentação clínica e a idade tardia de início da doença levantam frequentemente o problema do diagnóstico diferencial com doenças sistémicas infecciosas ou inflamatórias ou com outras MHM.

CAPÍTULO 1

DEFICIÊNCIA DE ESFINGOMIELINASE ÁCIDA NA IDADE ADULTA: DO MECANISMO ÀS MANIFESTAÇÕES CLÍNICAS

1. Lesões hepáticas

A hepatomegalia é uma das manifestações mais frequentes da DSMA-B e é observada em até 70% dos casos de doença de Niemann-Pick tipo B. O volume do fígado está frequentemente correlacionado com o hiperesplenismo e a gravidade das manifestações extra-hepáticas (16).

A hepatomegalia é secundária à acumulação de esfingomielina nos hepatócitos e nas células de Kupffer. Os aumentos da aspartato aminotransferase (ASAT), da alanina aminotransferase (ALAT) e da bilirrubina total são comuns, mas não parecem estar correlacionados com a fase de fibrose ou com a gravidade da lesão hepática (6). O curso é variável, com possível progressão para cirrose e insuficiência hepatocelular (6,10-12). Numa análise sistemática de biópsias hepáticas retiradas de doentes adultos com DSMA tipo B, observou-se fibrose hepática em 88% dos doentes (12). Alguns destes doentes apresentavam uma cirrose franca na ausência de qualquer sintoma clínico de insuficiência hepática. As 17 biópsias de referência mostraram níveis variáveis de SMA acumulado (12).

Os doentes homozigóticos para a mutação do gene SMPD1, que está frequentemente associada a formas moderadas a graves da doença, têm uma maior incidência de lesões hepáticas, com uma progressão mais frequente para cirrose (17). A insuficiência hepatocelular é uma das principais causas de mortalidade no decurso da doença. A progressão para carcinoma hepatocelular é possível, mas rara (5,9,10,18).

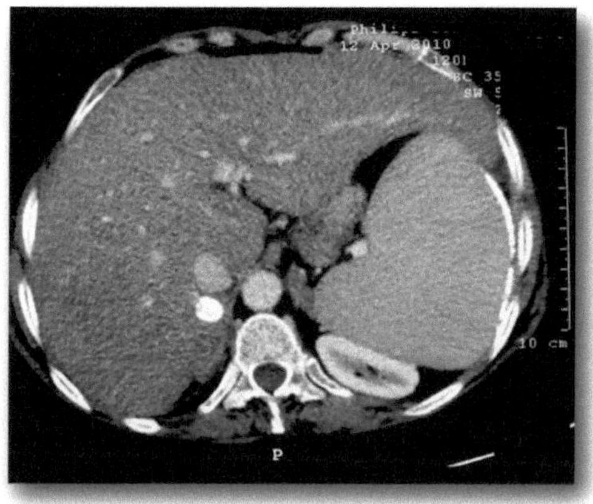

Figura 1: Secção abdominal mostrando hepatomegalia e calcificações hepáticas num doente de 51 anos com deficiência de esfingomielinase ácida do tipo B.

2. Envolvimento esplénico

A esplenomegalia é uma das manifestações mais frequentes da DSMA e é frequentemente o primeiro sinal óbvio da doença. Pode ser assintomática, descoberta por acaso, ou maciça e sintomática, com dor abdominal, sensação de desconforto abdominal e saciedade precoce. A esplenomegalia pode ser maciça e está frequentemente relacionada com a gravidade da doença. O hiperesplenismo pode ser complicado por enfarte e citopenias secundárias (6,18,19).

3. Doença pulmonar

Este modo de revelação é considerado invulgar nos adultos, uma vez que a doença pulmonar infiltrativa difusa é frequentemente assintomática e raramente revela a doença (13,20). O envolvimento pulmonar pode ser assintomático, descoberto por acaso, ou pode manifestar-se como infecções pulmonares recorrentes ou dispneia variável. Podem também ser observadas formas graves com insuficiência respiratória (7,8,20-22).

A lesão pulmonar progride lentamente, mas inevitavelmente, devido à acumulação progressiva de células Niemann-Pick nos septos alveolares, nas paredes brônquicas e na pleura, o que explica as perturbações ventilatórias restritivas relatadas (8). O lavado broncoalveolar tem valor diagnóstico, revelando histiócitos multivacuolados com grânulos finos e grosseiros que se coram de azul profundo com a coloração de May-Grunwald-Giemsa, conhecidos como "histiócitos azul-marinho" ou células de Niemann-Pick (23). A tomografia computorizada torácica mostra frequentemente áreas em vidro despolido e espessamento dos septos interlobulares e intralobulares, dando um aspeto de "pavimentação em mosaico" (23,24). A infiltração pulmonar explica as anormalidades relatadas nos testes funcionais. A capacidade de difusão do monóxido de carbono (DLCO) pode estar reduzida mesmo que o volume pulmonar seja normal (25). A biopsia pulmonar e/ou o LBA podem revelar caraterísticas de pneumonia lipoide, incluindo infiltração por células Niemann-Pick (25).

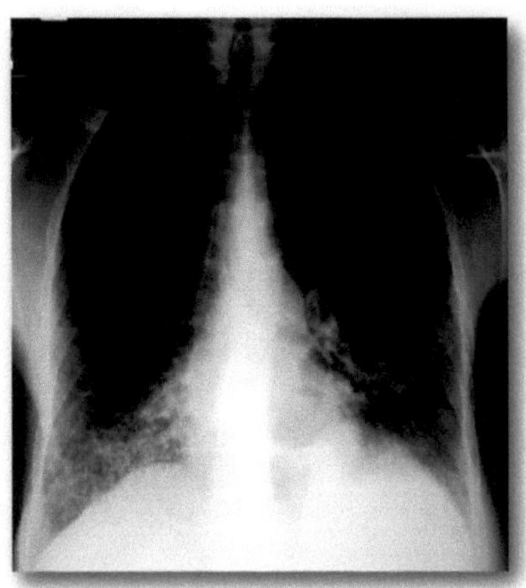

Figura 2: Radiografia de tórax mostrando síndrome intersticial num doente de 51 anos com deficiência de esfingomielinase ácida do tipo B.

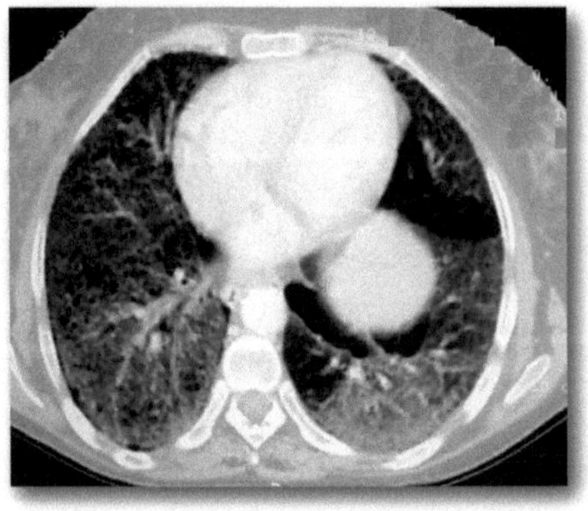

Figura 3: TAC torácica mostrando doença pulmonar intersticial difusa num doente de 51 anos com deficiência de esfingomielinase ácida do tipo B.

4. Danos nas supra-renais

O envolvimento das glândulas supra-renais foi registado em alguns casos na literatura. Este facto foi referido no estudo de três casos familiares publicado por C. Alizon et al (26). Estes três doentes apresentavam múltiplas calcificações parenquimatosas punctiformes com um aspeto de "céu estrelado", bem como hiperplasia suprarrenal bilateral (26).

5. Lesões oculares

O envolvimento ocular é comum na doença de Niemann-Pick tipo B, manifestando-se por uma mancha vermelho-cereja na mácula (16).

6. Lesões músculo-esqueléticas

O envolvimento do esqueleto também é comum e inclui osteopenia, osteoporose, dor óssea e fracturas (27). As anomalias da densidade óssea podem afetar um ou mais locais (27). Esta doença é frequentemente complicada por um atraso no desenvolvimento e no crescimento (6,16). No entanto, a altura adulta pode ser normal ou estar no limite inferior do normal (6).

A fisiopatologia do dano esquelético na DSMA não é bem compreendida. bem compreendida. A utilização de bifosfonatos na DSMA é controversa. Esta molécula pode inibir a atividade da esfingomielinase ácida e, por conseguinte, pode agravar a doença (27,28).

7.Doenças hematológicas

As anomalias hematológicas são inconstantes na DSMA tipo B. Estas anomalias variam em termos de gravidade. A trombocitopenia é a anomalia hematológica mais comum e é frequentemente moderada. A leucopénia e a anemia também podem ser observadas (6).

Os danos hematológicos podem ser complicados por hemorragias de gravidade variável. Foram registados episódios recorrentes de hemoptise, epistaxe e hemorragia grave que requerem procedimentos de hemostase (6).

8. Alterações metabólicas e cardiovasculares

Podem também ser observadas alterações metabólicas e cardiovasculares, com dislipidemia aterogénica e aumento do colesterol total, das lipoproteínas de baixa densidade (LDL) e dos triglicéridos, com baixo colesterol HDL (29). Isto leva a uma aterosclerose acelerada e a um risco acrescido de doença cardiovascular (10). Foram registadas anomalias cardíacas, como lesões valvulares, perturbações da condução ou perturbações do ritmo, como bradicardia (16).

CAPÍTULO 2

DEFICIÊNCIA DE ESFINGOMIELINASE ÁCIDA EM ADULTOS: QUAIS SÃO OS DIAGNÓSTICOS DIFERENCIAIS?

Diagnóstico diferencial

A DSMA é uma doença rara com fenótipos variáveis, nomeadamente na idade adulta. Este facto levanta o problema dos diagnósticos diferenciais, que são muito mais frequentes neste grupo etário. O diagnóstico é feito principalmente com outras doenças de armazenamento lisossómico, em particular a doença de Gaucher (30). A presença de hepatomegalia na primeira linha do diagnóstico deve suscitar a discussão das doenças hepáticas mais comuns, como a hepatopatia crónica viral ou autoimune, e as causas neoplásicas, nomeadamente o linfoma. Em segundo lugar, devem ser consideradas as doenças metabólicas hereditárias, em particular as doenças de sobrecarga como a doença de Gaucher, a deficiência de lipase ácida lisossómica e a doença de Niemann-Pick tipo C (30,31). A associação de hepatomegalia com envolvimento pulmonar intersticial deve levantar a suspeita de doença sistémica. A sarcoidose sistémica é um dos diagnósticos mais frequentemente sugeridos neste contexto. No entanto, o impacto respiratório da sarcoidose seria maior para o mesmo envolvimento radiológico. Por outro lado, a fibrose na sarcoidose é frequentemente predominante no lobo superior. Finalmente, a hepatomegalia e a esplenomegalia são muito menos óbvias e menos graves na sarcoidose. A fibrose pulmonar pode ser a principal manifestação durante o curso da doença. outras doenças pulmonares, como a fibrose idiopática ou a proteinose alveolar pulmonar, que podem incluir hepatoesplenomegalia moderada (32).A esplenomegalia é uma causa frequente de investigação em medicina interna e hepato-gastrologia. Uma investigação etiológica exaustiva é muitas vezes longa e trabalhosa devido à multiplicidade de diagnósticos que podem ser evocados, desde causas infecciosas ou inflamatórias até causas neoplásicas. Por conseguinte, é importante incluir as doenças de sobrecarga e as doenças metabólicas hereditárias nos algoritmos de decisão.

CAPÍTULO 3

DEFICIÊNCIA DE ESFINGOMIELINASE ÁCIDA: DE INVESTIGAÇÕES SIMPLES À CONFIRMAÇÃO DIAGNÓSTICA

Investigações iniciais

A DSMA é uma doença rara com fenótipos variáveis. Este facto pode levar a erros de diagnóstico, particularmente nas formas de início tardio. Podem ser observadas várias anomalias biológicas. A presença de determinadas anomalias não específicas pode ter valor diagnóstico.

Controlo biológico :

Hemograma: Durante a DSMA, podem ser observadas certas anomalias no hemograma, como trombocitopenia, leucopenia, neutropenia e anemia (5). Perfil lipídico: as perturbações do perfil lipídico são muito frequentes na DSMA. O perfil lipídico é frequentemente caracterizado por níveis elevados de triglicéridos e de colesterol total, com níveis baixos de colesterol HDL, o que conduz a um perfil aterogénico nestes doentes (5).

Avaliação radiológica:

Ecografia abdominal: este exame simples é mais frequentemente pedido como procedimento de primeira linha quando o exame físico revela hepatomegalia e/ou esplenomegalia. É utilizado para verificar as medidas e a ecogenicidade do órgão explorado (31). Radiografia do tórax: este exame de rotina pode ser utilizado para suspeitar da presença de doença pulmonar intersticial (31).

TAC: este exame é frequentemente solicitado para confirmar a presença de doença pulmonar intersticial e verificar o seu padrão radiológico. Pode também confirmar a presença de organomegalia (31).

Ressonância magnética: este exame é mais eficaz na investigação de organomegalias e, em particular, de hepatomegalias (31). Biópsia osteo-medular: este exame é solicitado na presença de bicitopenia ou pancitopenia. Revela a presença de macrófagos espumosos ou células Niemann-Pick e/ou histiócitos azul-marinho (Figura 4). Estas células são altamente sugestivas do diagnóstico de DSMA, mas não são específicas e podem ser observadas noutras doenças de armazenamento lisossómico (31).

Confirmação do diagnóstico :

O diagnóstico é confirmado pela medição da atividade da esfingomielinase ácida (SMA) em leucócitos ou fibroblastos, cuja atividade residual não diferencia os tipos. A confirmação por análise genética é o padrão de ouro para o diagnóstico de DSMA (15).

Existe uma grande heterogeneidade relativamente às mutações no gene SMPD1. A maior parte das mutações são "privadas" e só se encontram numa ou em algumas famílias. Algumas hipóteses sugerem a presença de correlações genótipo/fenótipo em certos casos com mutações "comuns" (15).

A mutação SMPD1 ΔR610 é a mutação mais frequente nas formas viscerais crónicas. Esta mutação está frequentemente associada a uma maior atividade residual da AME e a um fenótipo visceral menos grave. É também considerada neuroprotectora, quer seja homo ou heterozigótica. A mutação A359D também está associada a uma forma predominantemente visceral com envolvimento hepático, enquanto a mutação Q294K está associada ao fenótipo neurovisceral intermédio NPA/B com comprometimento neurológico progressivo. As mutações R498L, L304P e P333Sfs*52 estão associadas à variante neurovisceral infantil

(15-17,33).

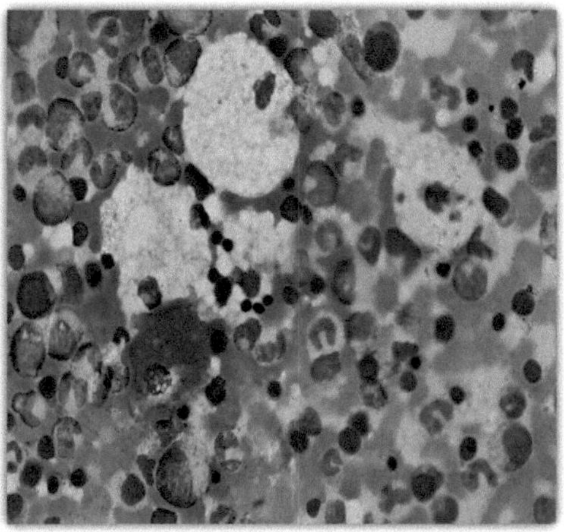

Figura 4: Mielograma mostrando histiócitos azul-marinho após

coloração de Grünwald-Giemsa de maio

CAPÍTULO 4

DEFICIÊNCIA DE ESFINGOMIELINASE ÁCIDA: GESTÃO TERAPÊUTICA

Tratamento

O tratamento é principalmente sintomático: cessação do tabagismo, terapia hipolipemiante e gestão da insuficiência respiratória. Foram notificados casos de transplantes de pulmão (34), fígado (35,36) e células estaminais hematopoiéticas (37). A olipudase alfa é uma terapêutica de substituição enzimática que trata o defeito metabólico através da substituição da SMA defeituosa ou defeituosa. Até à data, é a primeira e única terapia modificadora da doença para patentes com DSMA. Atualmente, tem aprovação regulamentar no Brasil, Japão, Europa e Estados Unidos, e aguarda aprovação noutros países. (31). De acordo com as últimas recomendações publicadas em 2023, o uso de terapia enzimática deve ser considerado em todos os pacientes com ADRD sem manifestações neurológicas (31).

CAPÍTULO 5

DEFICIÊNCIA DE ESFINGOMIELINASE ÁCIDA EM ADULTOS: PROGNÓSTICO

Prognóstico

A insuficiência hepatocelular e a insuficiência respiratória grave são as principais causas de morbilidade e mortalidade durante a evolução da doença (10,18). Foram notificadas outras causas de morte, como hemorragias graves (de origem gastrointestinal ou devido à rutura de varizes esofágicas, etc.) ou insuficiência cardíaca (10,18). Foram notificados casos de morte por cancro em formas adultas de DSMA (10,18). Este facto realça a importância da terapêutica de substituição enzimática para evitar um desfecho fatal, bem como a importância da deteção precoce e do tratamento sintomático da falência de órgãos.

CAPÍTULO 6

DEFICIÊNCIA DE ESFINGOMIELINASE ÁCIDA EM ADULTOS: IMPACTO NA QUALIDADE DE VIDA

Impacto na qualidade de vida

São raros os estudos sobre o impacto e a avaliação da qualidade de vida dos doentes com doenças metabólicas hereditárias e, mais especificamente, com DSMA. Ao contrário do tipo A, que pode ter repercussões importantes tanto para o doente como para a família, o tipo B parece ser uma forma muito menos grave e com menos impacto psicológico. No entanto, as repercussões psicossociais não podem ser negligenciadas.

Num estudo que avaliou o aspeto psicossocial da DSMA de tipo B nos doentes e nas suas famílias, foi observado um impacto psicossocial (38).

A maioria dos doentes avaliados referiu uma limitação da atividade física secundária à fadiga durante o curso da doença, mas também aos riscos associados a certas actividades físicas. Os doentes referiram que a doença tinha um impacto na vida quotidiana. Alguns doentes referiram repercussões psicológicas importantes, com instabilidade emocional e incapacidade de desempenhar os seus papéis (38).

A não resolução das fases de Erikson foi também referida neste estudo (38). Parecem ser necessários estudos de maior envergadura e com avaliações mais exaustivas para melhor avaliar o impacto da doença nos doentes e poder prestar-lhes cuidados psicológicos.

CAPÍTULO 7

PERSPECTIVAS

Perspectivas

As MHM, como a DSMA, representam um grande desafio diagnóstico, particularmente quando se apresentam na idade adulta.

As dificuldades de diagnóstico neste contexto levantam preocupações significativas quanto à gestão adequada dos doentes adultos com estas doenças.

Consequentemente, a necessidade de formação especializada para médicos de adultos está a tornar-se cada vez mais evidente. Uma das principais dificuldades no diagnóstico destas doenças na idade adulta é a variabilidade e a heterogeneidade das manifestações clínicas.

Os sintomas podem ser vagos e inespecíficos e podem ser facilmente confundidos com outras doenças mais comuns, atrasando o diagnóstico exato. Além disso, a MHM foi durante muito tempo considerada uma doença pediátrica, o que levou a um conhecimento limitado por parte dos médicos adultos.

Os clínicos com formação académica em medicina de adultos

podem não estar familiarizados com as caraterísticas clínicas, os marcadores biológicos e as técnicas de diagnóstico específicas destas doenças raras. Consequentemente, os doentes com MHM, como a DSMA, podem sofrer atrasos consideráveis no diagnóstico.

Para colmatar esta lacuna, é essencial criar programas de formação específicos para médicos adultos, centrados nas MHM. Estes programas devem incluir um conhecimento aprofundado das manifestações clínicas, das abordagens de diagnóstico adequadas, dos algoritmos de gestão e dos recursos disponíveis para apoiar os doentes e as suas famílias.

Além disso, a colaboração interdisciplinar entre médicos especialistas, geneticistas, bioquímicos e profissionais de saúde afins é crucial para facilitar um diagnóstico precoce e exato.

CONCLUSÕES

38

As dificuldades no diagnóstico das MHM, particularmente quando surgem na idade adulta, exigem uma atenção acrescida e formação específica para os médicos adultos. Melhorar os conhecimentos e a sensibilização dos médicos adultos para estas doenças raras é essencial para garantir um diagnóstico precoce, uma gestão adequada e uma melhor qualidade de vida para os doentes afectados.

REFERÊNCIAS

1.Futerman AH, van Meer G. The cell biology of lysosomal storage disorders (A biologia celular das doenças de armazenamento lisossómico). Nat Rev Mol Cell Biol. 2004 Jul;5(7):554-65.

2.Futerman AH. Doenças lisossómicas: mecanismos patológicos e opções.
terapêutica. medicina/ciências. 2005 Dec 1;21:16-9.

3.Schuchman EH, Wasserstein MP. Doença de Niemann-Pick tipos A e B. Melhor Prática Res Clin Endocrinol Metab. 2015 Mar;29(2):237-47.

4.McGovern MM, Aron A, Brodie SE, Desnick RJ, Wasserstein MP. Natural history of Type A Niemann-Pick disease: possible endpoints for therapeutic trials. Neurology. 2006 Jan 24;66(2):228-32.

5.Wasserstein MP, Desnick RJ, Schuchman EH, Hossain S, Wallenstein S, Lamm C, et al. The Natural History of Type B Niemann-Pick Disease: Results From a 10- Year Longitudinal Study (Resultados de um estudo longitudinal de 10 anos). Pediatrics. 2004 Dec 1;114(6):e672-7.

6.McGovern MM, Wasserstein MP, Giugliani R, Bembi B, Vanier MT, Mengel E, et al. Um estudo prospetivo e transversal da história natural da doença de Niemann-Pick tipo B. Pediatrics. 2008 Aug;122(2):e341-349.

7.Jezela-Stanek A, Chorostowska-Wynimko J, Tylki-Szymańska A. Envolvimento pulmonar em doenças de armazenamento lisossómico selecionadas e o impacto da terapia de substituição enzimática: Uma revisão do estado da arte. Clin Respir J. 2020 maio; 14 (5): 422-9.

8.von Ranke FM, Pereira Freitas HM, Mançano AD, Rodrigues RS, Hochhegger B, Escuissato D, et al. Envolvimento Pulmonar na Doença de Niemann-Pick: Uma Revisão do Estado da Arte. Lung. 2016 Aug;194(4):511-8.

9.Lidove O, Sedel F, Charlotte F, Froissart R, Vanier MT. Cirrose e insuficiência hepática: Fenótipo em expansão da doença de niemann-pick deficiente em esfingomielinase ácida na idade adulta. JIMD Rep. 2015;15:117-21.

10. McGovern MM, Lippa N, Bagiella E, Schuchman EH, Desnick RJ, Wasserstein MP. Morbidity and mortality in type B

Niemann-Pick disease (Morbidade e mortalidade na doença de Niemann-Pick tipo B). Genet Med. 2013 Aug 1;15(8):618-23.

11. Nascimbeni F, Dionisi Vici C, Vespasiani Gentilucci U, Angelico F, Nobili V, Petta S, et al. Atualização da AISF sobre o diagnóstico e a gestão das doenças de depósito lisossómico do adulto com envolvimento hepático. Dig Liver Dis. 2020 Abr;52(4):359-67.

12. Thurberg BL, Wasserstein MP, Schiano T, O'Brien F, Richards S, Cox GF, et al. Histopatologia do fígado e da pele em adultos com deficiência de esfingomielinase ácida (doença de niemann-pick tipo B). Am J Surg Pathol. 2012;36(8):1234-46.

13. Chebib N, Thivolet-Bejui F, Cottin V. Doença Pulmonar Intersticial Associada à Doença de Niemann-Pick do Adulto Tipo B. Respir Int Rev Thorac Dis. 2017;94(2):237- 8.

14. Simões RG, Maia H. Niemann-Pick tipo B na idade adulta. BMJ Case Rep. 2015 Feb 5;2015:bcr2014208286.

15. McGovern MM, Dionisi-Vici C, Giugliani R, Hwu P, Lidove O, Lukacs Z, et al. Recomendação de consenso para uma

diretriz de diagnóstico da deficiência de esfingomielinase ácida. Genet Med Off J Am Coll Med Genet. 2017 Sep;19(9):967-74.

16. McGovern MM, Avetisyan R, Sanson BJ, Lidove O. Manifestações da doença e peso da doença em doentes com deficiência de esfingomielinase ácida (ASMD). Orphanet J Rare Dis. 2017;12(1).

17. Acuña M, Martínez P, Moraga C, He X, Moraga M, Hunter B, et al. Caracterização epidemiológica, clínica e bioquímica da variante p.(Ala359Asp) SMPD1 que causa a doença de Niemann-Pick tipo B. Eur J Hum Genet EJHG. 2016 Feb;24(2):208-13.

18. Cassiman D, Packman S, Bembi B, Turkia HB, Al-Sayed M, Schiff M, et al. Causa de morte em doentes com deficiência crónica de esfingomielinase ácida visceral e neurovisceral (doença de Niemann-Pick tipo B e variante B): Revisão da literatura e relato de novos casos. Mol Genet Metab. 2016 Jul;118(3):206-13.

19. McGovern M, Wasserstein M, Bembi B, Giugliani R, Mengel E, Vanier MT, et al. Estudo prospetivo da história natural da

deficiência crónica de esfingomielinase ácida em crianças e

adultos: Onze anos de observação. Mol Genet Metab. 2020

Feb;129(2):S107.

20. Sousa Martins R, Rocha S, Guimas A, Ribeiro R. Niemann-

Pick Tipo B: Uma Causa Rara de Doença Pulmonar Intersticial.

Cureus [Internet]. 2022 Jan 14 [cited 2023 Jun 24]; Available

from: https://www.cureus.com/articles/79481-niemann-pick-

type-b-a-rare-cause-of-interstitial-lung-disease

21. Guillemot N, Troadec C, de Villemeur TB, Clément A,

Fauroux B. Doença pulmonar na doença de niemann-pick.

Pediatr Pulmonol. 2007;42(12):1207-14.

22. Opoka L, Wyrostkiewicz D, Radwan-Rohrenschef P, Roży

A, Tylki-Szymańska A, Tomkowski W, et al. Enfisema

combinado e doença pulmonar intersticial como uma

apresentação rara de envolvimento pulmonar em um paciente

com deficiência crônica de esfingomielinase ácida visceral

(doença de Niemann-Pick tipo B). Am J Case Rep. 2020 Ago

6;21:e923394.

23. Gülhan B, Özçelik U, Gürakan F, Güçer Ş, Orhan D, Cinel

G, et al. Diferentes caraterísticas do envolvimento pulmonar na doença de Niemann-Pick e na doença de Gaucher. Respir Med. 2012 Sep 1;106(9):1278-85.

24. Manifestações imagiológicas da doença de Niemann-Pick tipo B | AJR [Internet]. [cited 2023 Jul 3]. Disponível em: https://www.ajronline.org/doi/10.2214/AJR.09.2871

25. Ahuja J, Kanne JP, Meyer CA, Pipavath SNJ, Schmidt RA, Swanson JO, et al. Histiocytic Disorders of the Chest: Imaging Findings. RadioGraphics [Internet]. 2015 Mar 12 [citado 2023 Jul 3]; Disponível em: https://pubs.rsna.org/doi/10.1148/rg.352140197

26. Alizon C, Beucher AB, Gourdier AL, Lavigne C. Doença de Niemann-Pick tipo B: descrição clínica de três casos familiares. Rev Médecine Interne. 2010 Aug;31(8):562-5.

27. Wasserstein M, Godbold J, McGovern MM. Manifestações esqueléticas em pacientes pediátricos e adultos com doença de Niemann Pick tipo B. J Inherit Metab Dis. 2013;36(1):123-7.

28. Arenz C. Small Molecule Inhibitors of Acid Sphingomyelinase. Cell Physiol Biochem. 2010;26(1):1-8.

29. McGovern MM, Pohl-Worgall T, Deckelbaum RJ, Simpson
W, Mendelson D, Desnick RJ, et al. Lipid abnormalities in
children with types A and B Niemann Pick disease. J Pediatr.
2004 Jul 1;145(1):77-81.

30. Cappellini MD, Motta I, Barbato A, Giuffrida G, Manna R,
Carubbi F, et al. Semelhanças e diferenças entre a doença de
Gaucher e a deficiência de esfingomielinase ácida: Um
algoritmo para apoiar o diagnóstico. Eur J Intern Med. 2023
Feb;108:81-4.

31. Geberhiwot T, Wasserstein M, Wanninayake S, Bolton SC,
Dardis A, Lehman A, et al. Diretrizes de gestão clínica
consensuais para a deficiência de esfingomielinase ácida
(doença de Niemann-Pick tipos A, B e A/B). Orphanet J Rare
Dis. 2023;18(1).

32. Jouneau S, Kerjouan M, Briens E, Lenormand JP, Meunier
C, Letheulle J, et al. Pulmonary alveolar proteinosis. Rev Mal
Respir. 2014 Dec 1;31(10):975-91.

33. Simonaro CM, Desnick RJ, McGovern MM, Wasserstein
MP, Schuchman EH. A demografia e a distribuição da doença

de Niemann-Pick de tipo B: Novel Mutations Lead to New Genotype/Phenotype Correlations (Novas mutações levam a novas correlações genótipo/fenótipo). Am J Hum Genet. 2002 Dec 1;71(6):1413-9.

34. Mannem H, Kilbourne S, Weder M. Lung transplantation in a patient with Niemann-Pick disease (Transplante de pulmão num doente com doença de Niemann-Pick). J Heart Lung Transplant. 2019 Jan;38(1):100-1.

35. Coelho GR, Praciano AM, Rodrigues JPC, Viana CFG, Brandão KP, Valença JTJ, et al. Transplante de Fígado em Pacientes com Doença de Niemann-Pick - Experiência de Centro Único. Transplant Proc. 2015 Dec;47(10):2929-31.

36. Liu Y, Luo Y, Xia L, Qiu B, Zhou T, Feng M, et al. Os Efeitos do Transplante de Fígado em Crianças com Doença de Niemann-Pick Tipo B. Transplante de Fígado Off Publ Am Assoc Study Liver Dis Int Liver Transplant Soc. 2019 Ago; 25 (8): 1233-40.

37. Quarello P, Spada M, Porta F, Vassallo E, Timeus F, Fagioli F. Transplante de células estaminais hematopoiéticas na doença de Niemann-Pick tipo B monitorizado pela atividade da

quitotriosidase. Pediatr Blood Cancer. 2018 Feb;65(2).

38. Henderson SL, Packman W, Packman S. Psychosocial aspects of patients with Niemann-Pick disease, type B. Am J Med Genet A. 2009 Nov;149A(11):2430-6.

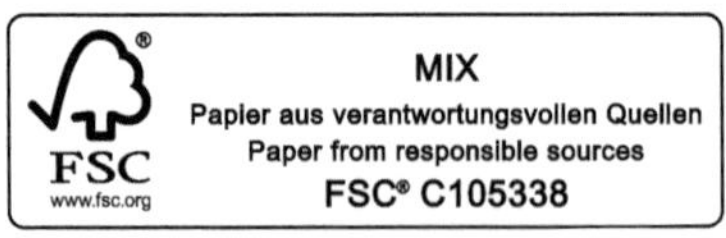

Printed by Books on Demand GmbH, Norderstedt / Germany